AF473421

N° 3

" Les Actualités Thérapeutiques "
(COLLECTION)

TRAITEMENT
de l'hyperchlorhydrie, de l'hyperpepsie et de l'ulcère gastrique

PAR LE

Dr E. AGASSE-LAFONT
Chef de clinique de la Faculté de Paris

PRIX : 1 FRANC

[...]RIE O. BERTHIER, EMILE BOUGAULT, SUCCr
77, BOULEVARD SAINT-GERMAIN
PARIS

“ Les Actualités Thérapeutiques ”
(COLLECTION)

TRAITEMENT
de l'hyperchlorhydrie, de l'hyperpepsie et de l'ulcère gastrique

PAR LE

Dr E. AGASSE-LAFONT
Chef de clinique de la Faculté de Paris

PRIX : 1 FRANC

LIBRAIRIE O. BERTHIER, EMILE BOUGAULT, Succr
77, BOULEVARD SAINT-GERMAIN
PARIS

"Les Actualités Thérapeutiques"

De cette collection mensuelle sont déjà en vente (un franc) :

N° 1 **Traitement de la Diphtérie**

Par le Dr **BRELET**

Ancien Interne des Hôpitaux de Paris
Professeur-adjoint à l'Ecole de Médecine
Médecin des Hôpitaux de Nantes.

N° 2 **Traitement de la Fièvre typhoïde**

Par le Dr **MILHIT**

Ancien Interne des Hôpitaux de Paris,
Ancien Préparateur à la Faculté.

Pour paraître prochainement :

TRAITEMENT DU TABÈS
TRAITEMENT DE L'EMPHYSÈME
TRAITEMENT DES NÉVRALGIES
TRAITEMENT DE LA CONSTIPATION
TRAITEMENT DES ANÉMIES
TRAITEMENT DES VOMISSEMENTS CHEZ LE NOURRISSON

On peut souscrire dès maintenant pour tout ou partie des fascicules mensuels à paraître ; l'envoi en sera fait dès l'apparition.

Chaque Brochure est vendue séparément (envoi franco : 1 fr.)

Librairie O. BERTHIER, Emile BOUGAULT, Succr, 11, Bd St-Germain, PARIS

"Les Actualités Thérapeutiques"
(COLLECTION)

TRAITEMENT
de l'hyperchlorhydrie, de l'hyperpepsie et de l'ulcère gastrique

PAR LE

Dr E. AGASSE-LAFONT
Chef de clinique de la Faculté de Paris

PRIX : 1 FRANC

LIBRAIRIE O. BERTHIER, EMILE BOUGAULT, Succr
77, BOULEVARD SAINT-GERMAIN
PARIS

Le traitement de l'hyperchlorhydrie, de l'hyperpepsie et de l'ulcère gastrique

Il est peu d'affections dont la thérapeutique soit aussi mal connue, et parfois aussi mal déterminée que celle des affections gastriques. Par suite, c'est parmi ces malades que l'on trouve le plus grand nombre de ceux qui font des médicaments un usage immodéré et irraisonné, et qui surajoutent aux lésions préexistantes une gastrite médicamenteuse,souvent fort grave,en même temps qu'il présentent des symptômes d'intoxication générale, dont la cause réelle peut rester longtemps insoupçonnée.

Aussi, nous a-t-il paru utile d'envisager, en une étude d'ensemble, le traitement de tout un groupe de malades, dont les symptômes et les lésions sont unis par les liens les plus étroits. Sans que nous ayons, en effet, à discuter ici la pathogénie de l'ulcère et le rôle de l'hyperchlorhydrie dans son apparition et son évolution, il n'est pas douteux que les deux affections souvent se succèdent ou s'associent, que le diagnostic peut hésiter entre l'une et l'autre, qu'enfin, dans ses grandes lignes, la même thérapeutique leur convient.

Nous nous proposons par conséquent d'étudier cette thérapeutique d'ensemble et les modifications que nécessite la diversité des nombreux cas cliniques, partant de la forme la plus simple, l'hyperchlorhydrie —, ou, pour employer une expression plus générale et plus exacte, l'hyperpepsie — dont les manifestations sont récentes et peu marquées, pour étudier ensuite les troubles plus graves d'évacuation retardée, d'atonie et de dilatation, — qui, on le sait, en dehors du cas de sténose, appartiennent presque toujours aux hyperchlorhydriques actuels ou anciens, — et arriver enfin à l'ulcère, que nous envisagerons dans ses formes bénignes et graves, ulcère récent, ulcère chronique, ulcère avec hémorragies, ulcère avec sténose, ulcère avec périgastrite, ulcère syphilitique, ulcère traumatique, ulcère perforé.

Ce n'est pas ici, — disons-le tout de suite et pour éviter tout malentendu, — une étude critique des différents traitements proposés. Innombrables sont les médications que l'on emploie dans les gastrites. Chacune d'elles peut se vanter d'avoir quelque succès à son actif. D'autre part, il n'est pas douteux que tel clinicien très averti peut obtenir des résultats incontestables avec une méthode thérapeutique délicate et compliquée, dont il saura suivant les circonstances varier l'emploi, méthode qui ne donnera par ailleurs presque toujours que des déboires entre des mains moins expérimentées. Il faut donc, pour que des conseils thérapeutiques soient d'une application pratique et d'un usage courant, qu'ils puissent d'une part être efficaces dans la majorité des cas, et d'autre part que leur application soit assez simple pour que tous les cliniciens puissent, sans avoir sur les affections gastriques des connaissances particulièrement approfondies, en guider aisément l'emploi, juger rapidement de leurs effets, et, d'autre part, les manier sans crainte d'incidents ou d'accidents si souvent à redouter quand on institue une thérapeutique active, avec laquelle on n'est pas particulièrement familiarisé.

Parmi les divers traitements qui conviennent aux affections qui nous occupent, il en est deux qui s'appliquent à presque toutes les variétés de cas cliniques, et pour lesquels il est utile par conséquent de faire d'abord une étude d'ensemble, introduction indispensable avant de fixer la conduite à suivre dans chaque cas particulier. C'est d'une part le *régime*, et d'autre part l'emploi du *sous-nitrate de bismuth*.

Hygiène alimentaire et régime (aliments et boissons)

L'alimentation, — ce mot étant pris dans son sens le plus large en tenant compte, comme nous allons le voir, non seulement de la nature des aliments, mais encore de leur mode de préparation et d'ingestion, — a une telle importance dans l'apparition et l'évolution des gastropathies, qu'on peut dire que presque toutes les affections gastriques, à l'exception du cancer, sont provoquées ou exagérées par des erreurs ou des écarts de régime, et que presque toutes bénéficient beaucoup moins d'une thérapeutique médicamenteuse que d'une hygiène alimentaire appropriée. Parmi les auteurs qui ont porté sur ce point leurs investigations,

M. Hayem doit être cité au premier rang. Aussi ferons-nous, dans les pages qui vont suivre, de nombreux emprunts aussi bien à ses publications qu'aux notes que nous avons recueillies pendant ses années d'enseignement à la Clinique Médicale de l'hôpital Saint-Antoine.

Dans cette étude de l'alimentation, nous allons considérer successivement les 3 points suivants : d'abord quels sont à priori les *buts* à poursuivre en réglant le régime des malades atteints d'hyperchlorhydrie ou d'ulcère ; — ensuite quels sont les différents *mécanismes* par lesquels les aliments exercent sur l'estomac une action favorable ou défavorable ; — enfin nous aurons à envisager les *différents aliments*, ou du moins les principaux d'entre eux, et à voir s'ils conviennent ou non, et pourquoi, aux malades atteints des affections qui nous occupent.

1° Buts du régime. — On doit d'abord et avant tout demander à l'alimentation d'avoir un certain nombre de propriétés négatives, c'est-à-dire de ne pas nuire à l'estomac du malade.

Il faut en premier lieu que les matières ingérées ne soient pas irritantes. Certaines sont nocives pour un estomac normal,à plus forte raison pour un estomac déjà altéré .Nous verrons, en passant en revue les aliments, quels sont ceux qui, pour cette raison, doivent être catégoriquement écartés. Mais, puisque nous parlons ici des matières ingérées, faisons remarquer d'abord avec quelle insouciance on met souvent l'estomac en contact direct avec les médications les plus irritantes. Tout individu est appelé à absorber, au cours d'affections aiguës, de crises paroxystiques ou de maladies chroniques,tels ou tels médicaments, antipyrine,salicylate de soude,digitale,purgatifs,etc...Et cependant, bien peu sont avertis du danger qu'il y a à mettre ces médicaments directement en contact avec la muqueuse gastrique, qui peut être si facilement lésée. La sensation pénible, et souvent très douloureuse qu'éprouvent beaucoup de malades quand ils prennent par exemple de l'antipyrine ou du salicylate de soude, sous forme de cachets. l'intolérance absolue, les nausées et les vomissements qui en résultent parfois, ne sont-ils pas des preuves suffisantes de la nocivité des médicaments donnés sous cette forme ? Pourquoi donc ne pas adopter *toujours*, pour ces médicaments qui n'ont pas une action locale, et n'agissant qu'après absorption, la forme de solutions : l'effet est évidemment le même, et d'ailleurs plus rapide, la dilution favorisant l'absorption. Il est facile, quand c'est nécessaire, d'en cacher la saveur désagréable. Et dans les cas, exceptionnels, où la forme de cachets devrait être conservée, il faut du moins recommander au malade de boire immédiatement une assez grande quantité de liquide, qui diluera le médicament dans l'estomac, et en atténuera l'effet nocif.

A côté de ce premier groupe d'ingesta, nettement nuisibles par leur action irritante, il en est d'autres, qui conviennent à un estomac normal, qui peuvent même être utiles dans certaines gastropathies, mais dont l'usage doit être surveillé dans l'affection qui nous occupe : ce sont tous ceux qui en exagèrent les symptômes, et d'abord ceux qui ont une action sécrétoire nette, et par conséquent contribuent à augmenter l'hypersécrétion et l'hyperchlorhydrie. Il faut aussi se rappeler que la dilatation et le retard d'évacuation en sont des symptômes fréquents, et l'hygiène alimentaire doit tenir compte de ce fait.

En résumé, les premières qualités, purement négatives, que l'on doit demander au régime alimentaire, sont les suivantes : n'avoir pas une action irritante, ne favoriser ni l'hypersécrétion, ni l'hyperchlorhydrie, ni la dilatation.

Mais en outre on peut aller plus loin, et dans le grand nombre des aliments tolérés ou permis, dans la façon de les préparer et de les ingérer, on peut chercher une action palliative ou curative : diminuer l'hypersécrétion et l'hyperchlorhydrie, ramener le cycle digestif à sa durée normale, par suite permettre au muscle gastrique de retrouver sa tonicité : tel est le but que l'on doit poursuivre par l'hygiène alimentaire seule, réservant l'action médicamenteuse pour les formes graves et rebelles, mais en se rappelant que, dans tous les cas, le régime doit être à la base du traitement.

2° Complexité d'action du régime. — Ce serait considérer le problème sous un jour vraiment trop simple et trop éloigné de la réalité que de croire qu'il suffit, pour guider ces malades, de diviser les aliments en trois groupes, et de leur en défendre ou de leur en conseiller l'usage, suivant qu'ils appartiendraient au groupe des aliments défendus, tolérés ou permis.

Nous verrons en effet qu'il existe un certain nombre de cas cliniques auxquels répondent des indications différentes. Mais il faut savoir en outre que le même aliment peut être, — chez un même malade et à la même phase de sa maladie, — utile ou nuisible, suivant des conditions dont nous devons maintenant nous occuper.

L'état de fraîcheur des aliments a une grande importance, pour les légumes, mais surtout pour la viande et le poisson. Des viandes altérées peuvent devenir des plus toxiques. On doit se méfier particulièrement des viandes et des poissons conservés par le froid. Sans doute l'expérience a montré que leur conservation est parfaite pendant toute la durée de leur séjour à la glacière. Mais quand on les a ramenés à une température normale, ces aliments s'altèrent beaucoup plus rapidement que des aliments frais. Leur usage est donc licite, mais à la condition d'une consommation rapide après leur mise en vente, et cette remarque est particulièrement importante pour le poisson qui est presque toujours, du moins dans les grands centres, conservé dans la glace avant d'être livré à l'acheteur.

Le mode de préparation des aliments et les additions qu'on y peut faire doivent aussi entrer en considération. Tel aliment, légume, viande, salade, fruit, est-il mangé cuit ou cru ? est-il additionné ou non d'épices, de sauces, d'huile, de sucre ? autant de conditions différentes, et qui font varier du tout au tout son degré de digestibilité.

Il faut enfin considérer la façon dont les aliments sont ingérés.

La nécessité d'une *régularité rigoureuse d'heure des repas* est un premier précepte, dont il faut instruire les malades. La fonction stomacale se fait ainsi, suivant un cycle régulier, et l'organe a ses phases nécessaires d'activité et de repos. Au contraire, s'il est sollicité à des heures différentes, il en résulte un hyperfonctionnement qui certainement entre pour une grande part dans la pathogénie de l'hypersécrétion.

Il faut en outre, sauf des indications particulières, *que les repas soient suffisamment espacés*. Ingérer des aliments, même en petite quantité, dans l'intervalle des principaux repas, est une habitude déplorable. La digestion stomacale d'un repas normal, chez l'adulte, n'est terminé qu'en 5 à 6 heures: nous parlons, bien entendu, d'un repas complet, et non pas de l'ingestion d'une petite quantité d'aliments, telle par exemple que le repas d'épreuve d'Ewald, composé de pain et de thé, et qui ne séjourne que 2 à 3 heures dans l'estomac. Or il n'est pas douteux qu'introduire de nouveaux aliments dans un estomac qui n'est pas encore vide, c'est favoriser l'hypersécrétion, la dilatation et l'atonie.

La *température* des aliments doit être surveillée. On a incriminé, et avec raison semble-t-il, l'habitude de goûter les mets très chauds, chez les cuisiniers, pour expliquer la fréquence de l'ulcère chez eux. On sait en effet que les aliments liquides peuvent être brusquement projetés jusqu'à la région pylorique, et venir par conséquent produire une irritation, et parfois même une véritable brûlure à ce niveau.

L'état de division des aliments modifie dans de fortes proportions leur degré de digestibilité. Bien mastiqués, ou finement divisés artificiellement si les dents du malade sont en mauvais état, d'une part ils sont plus facilement pénétrés par les sucs digestifs, et d'autre part ils donnent à l'estomac un travail moindre. Il en résulte une moindre excitation de la muqueuse gastrique, une digestion plus facile, une évacuation accélérée.

L'habitude de *manger lentement* est la conséquence et l'adjuvant précieux de cette mastication soigneuse. M. Jacquet a beaucoup insisté sur l'importance de ces deux préceptes. En outre de leur utilité dans le traitement des symptômes gastriques, il les considère comme des plus efficaces contre toutes les manifestations cutanées, qui compliquent si souvent les gastropathies.

Enfin les aliments peuvent être nuisibles par leur trop grand *volume* ingéré en une seule fois. La distension du muscle gastrique et le retard de la digestion peuvent en être la conséquence. Aussi y a-t-il souvent intérêt, chez ces malades, à empêcher que le volume des aliments ne soit augmenté d'une trop grande quantité de boisson.

Tels sont donc les principes généraux d'hygiène alimentaire, dont on doit instruire le malade, avant de lui conseiller l'usage de tels ou tels aliments : éviter le trop grand volume d'aliments et de boissons, manger lentement, mâcher soigneusement, ne pas prendre d'aliments trop chauds, faire des repas suffisamment espacés et à heures régulières,surveiller leur mode de préparation et leur très grande fraîcheur.

Mais quels sont les aliments, et quel est ce mode de préparation qui leur convient ? C'est ce que nous devons maintenant envisager.

3° Etude analytique des aliments. — En outre de l'eau et des substances minérales, dont nous n'avons pas à tenir compte ici, on sait que les aliments sont essentiellement composés de matières albuminoïdes, d'hydrates de carbone et de graisses.Certains répondent à l'un ou l'autre groupe, mais pas exclusivement ; d'autres, les aliments complets, tels que le lait ou l'œuf, les renferment tous les trois en proportion variable.

Les multiples éléments qui entrent dans la composition de chaque aliment, leur mode de préparation et d'ingestion variables, et aussi le mode de réaction particulier à chaque individu, rendent fort complexe le problème de savoir quel est, pour chacun d'eux, son action sécrétoire et son action motrice sur l'estomac. Aussi cette question est-elle encore à l'étude, et ne pouvons-nous pas donner ici une documentation d'une rigueur absolue.

Cependant, en s'aidant d'une part de l'expérimentation, et d'autre part de l'observation de malades dont l'état sécrétoire et moteur a été suffisamment déterminé, on peut donner un certain nombre de notions qui sont pour la pratique du plus grand intérêt.

Considérons d'abord les différents groupes de substances organiques, qui constituent les aliments, albuminoïdes, hydrates de carbone, graisses ; puis nous étudierons les aliments eux-mêmes, qui les renferment en de variables proportions.

Matières albuminoïdes. — Ce sont elles qui excitent par excellence la sécrétion stomacale, et qui entraînent le cycle digestif le plus prolongé. Par conséquent, comme l'ont établi les recherches de MM. Hayem et Winter, ce sont elles qui exigent de l'estomac le plus long et le plus fort travail.

Graisses. — L'action des graisses sur l'estomac est très diversement interprétée. C'est ainsi que pour les élèves de Pawlow non seulement elle n'excitent pas la sécrétion stomacale, mais même elles auraient une action inhibitrice sur la sécrétion provoquée par les autres excitants. Aussi on a pu proposer leur usage dans le traitement de l'hyperchlorhydrie et de l'ulcus.

Mais, comme le fait remarquer M. Hayem, elles quittent lentement l'estomac, certaines peuvent y fermenter et donner lieu à des produits très irritants. C'est ainsi que le pain beurré peut entraîner une acidité anormale considérable, par formation surtout d'acide butyrique, et par suite être nuisible.

La question est donc fort complexe, et l'on ne peut se prononcer d'une façon absolue : il faut tenir compte, comme nous le verrons plus loin, des circonstances cliniques, si différentes de l'un à l'autre pour une même affection, pour permettre, tolérer ou défendre leur emploi.

Hydrates de carbone. — A l'état normal, les hydrates de

carbone quittent très rapidement l'estomac. Mais il est une remarque fort importante à faire à propos de leur digestion.

On sait que les matières amylacées sont partiellement transformées par l'action de l'amylase salivaire, que cette action se continue dans l'estomac pourvu que le milieu n'en soit que légèrement acide, qu'elle se termine enfin dans l'intestin sous l'influence des sucs intestinal et pancréatique : notions desquelles on peut tirer les déductions pratiques suivantes. Il faut d'abord que la sécrétion salivaire soit abondante, c'est-à-dire la mastication prolongée et soigneuse, pour combattre l'hyperacidité gastrique, sinon l'action de la diastase salivaire est arrêtée dans l'estomac.

Il faut d'autre part qu'il n'y ait pas d'entrave au passage rapide de ces aliments dans l'intestin, sinon leur séjour prolongé dans l'estomac entraîne, à cause de leur volume généralement considérable,des troubles mécaniques plus ou moins graves. Il faut enfin que les sécrétions intestinale et pancréatique soient suffisantes, pour que leur action ne soit pas annihilée par celle du suc gastrique hyperacide, et que l'action des diastases intestinale et pancréatique puisse achever ce que la diastase salivaire a commencé.

On voit, par ces remarques, quelle analyse minutieuse des symptômes on doit faire, et quel soin on doit apporter à fixer et à varier le régime dans chaque cas particulier.

Passons maintenant en revue les principaux aliments qui peuvent être utilisés.

Viande. — Elle renferme en très petite quantité des hydrocarbones et des graisses, et doit sa valeur nutritive presque exclusivement aux matières albuminoïdes. Ce que nous avons dit par conséquent de leur action sur l'estomac peut lui être presque intégralement appliqué. Elle a l'avantage d'être parfaitement acceptée et digérée, mais son action excito-sécrétoire doit en faire modérer, et parfois supprimer l'emploi. En tout cas, on ne doit la permettre que sous ses formes les moins nocives, viandes rôties, grillées, bouillies, ou viande crue pulpée. La cervelle, le riz de veau, le foie gras, qui renferment une quantité notable de graisse, sont parfois prescrits avec avantage.

Poisson. — La chair des poissons diffère de la viande par une moindre quantité de substances albuminoïdes et par une plus grande quantité de graisse : c'est la sole qui en renferme le plus (20/100). Ils doivent être mangés bouillis ou frits, sans peau et surtout sans les assaisonnements dont ils sont d'ordinaire accompagnés.

Œufs. — Le blanc est presque exclusivement composé de substances albumineuses ; le jaune renferme des substances albumineuses et surtout des graisses en très grande quantité. C'est sous la forme d'œufs très frais, et à la coque, qu'ils conviennent le mieux.

Lait. — Le lait présente le double avantage d'être un aliment complet, et qui peut par suite, au moins pendant un certain temps, être employé à l'exclusion de tout autre, et d'autre part de convenir parfaitement à la thérapeutique de ces affections.

Mais certains malades ne le supportent pas, ou paraissent ne pas le supporter. Pour le prescrire comme il convient, il faut connaître exactement les différents phénomènes de sa digestion.

Sous l'action à la fois de l'acide chlorhydrique et surtout du ferment de la présure ou labferment, il se forme soit un caillot, soit un précipité floconneux, composé d'une partie des substances albuminoïdes, et englobant plus ou moins complètement les globules gras du lait. Mais tantôt le caillot est particulièrement volumineux et compact, et par suite moins attaquable par la pepsine : ce qui arrive avec un suc gastrique particulièrement actif, ou avec certains laits, tels que le lait de vache non bouilli. Tantôt au contraire, c'est un précipité plus ou moins fin, en flocons qui ne se rassemblent pas : il en est ainsi avec le lait bouilli, le lait stérilisé, le lait de femme, qui sont par suite beaucoup plus digestibles.

On voit donc que si l'on n'emploie pas le lait bouilli ou le lait stérilisé, le lait de vache doit être donné par petite quantité à la fois, en recommandant au malade de boire par petites gorgées, lentement. Parfois il est nécessaire de pratiquer le coupage.

Sa trop grande richesse en matières grasses, en beurre, peut aussi, et nous en avons vu l'explication en parlant des graisses, en aggraver l'intolérance ; on remédie à cet inconvénient en ayant soin de le couper ou de l'écrémer.

Aliments gras. — En général les aliments gras sont mal tolérés par ces malades. On se trouvera généralement bien de ne permettre que le beurre frais, et, comme assaisonnement, la crème fraîche, et l'huile d'olives en petite quantité.

Pain. Légumes. Pâtes alimentaires. Fruits. — Les aliments d'origine végétale sont surtout riches en hydrates de carbone. Le peu d'action qu'ils produisent sur la sécrétion gastrique et leur passage généralement rapide dans l'intestin, sauf les réserves que nous avons faites, expliquent le rôle important qu'ils jouent dans le régime.

Ils seront préparés de préférence à l'eau, au beurre cru, au lait. Citons, parmi ceux qui conviennent le mieux : les *soupes au lait* avec des farines maltées ou non ; les *purées de légumes*, et en particulier la purée de pomme de terre ; les purées de pois, de lentilles, de haricots décortiqués ; le *riz* bien cuit ; les *pâtes* de bonne qualité, bien cuites, additionnées de beurre cru ; les *légumes verts cuits*, chicorée, laitue, épinards, passés au tamis et accommodés à la crème ou au beurre ; les entremets au riz ; les *fruits cuits*.

Le pain n'est généralement pas bien toléré. Il faut en conseiller un usage modéré, sous forme de pain très cuit ou de biscottes.

A la différence de la plupart des aliments de ce groupe, les noix et les amandes sont très riches en graisses : ce que nous avons dit des corps gras nous explique que ces fruits soient souvent d'une digestion difficile, mais que d'autre part on ait pu proposer de les incorporer, en assez grande quantité, dans le régime de certains malades hyperchlorhydriques que les graisses ne paraissent pas incommoder.

Le sous-nitrate de bismuth

Les sels de bismuth, et en particulier le sous-nitrate, ont pris dans la thérapeutique gastrique une telle importance, leur rôle est si étendu, leur action si efficace, non seulement dans les affections qui nous occupent ici, mais aussi, peut-on dire, dans toutes les gastropathies douloureuses, qu'il est indispensable que nous en fassions une étude attentive et détaillée. D'autant plus que leur emploi est soumis à des règles qu'il faut bien connaître, car il semble que la plupart des échecs sont dus à un emploi trop timide, à des doses insuffisantes, ou à une technique mal réglée.

Le but pratique que nous poursuivons nous autorise à laisser de côté l'histoire, cependant fort curieuse, de l'emploi du sous-nitrate de bismuth dans les affections du tube digestif. On en trouvera tous les détails dans la monographie de M. Héret, sur le sous-nitrate de bismuth (1890), dans la conférence de M. Hayem, à la Société de l'Internat des Hôpitaux de Paris (mai 1907), dans nos articles sur les intoxications par ce sel (1900), dans l'article de Pater, du Bulletin de Thérapeutique (23 septembre 1910), etc...

Nous devons cependant faire remarquer que son emploi n'est pas aussi récent qu'on pourrait le penser, car déjà Odier, Trousseau, Gendrin le prescrivaient dans les affections gastriques douloureuses, et signalaient sa grande difficulté contre l'hyperesthésie gastrique, l'ulcère et même le cancer. Malheureusement des accidents, dont le mécanisme est nettement élucidé, et qui, dans cette période d'essai, furent presque toujours dus à des impuretés du sel, accidents qui ne sont guère à craindre aujourd'hui, arrêtèrent cette faveur croissante, et rendirent les thérapeutes plus hésitants et plus timides. Aussi faut-il arriver à la période actuelle pour voir, avec Kussmaul, Fleiner, M. Hayem, une étude méthodique de ce médicament, la généralisation de son emploi, la constatation de succès nombreux et parfois inespérés.

Indications générales. — Quand nous préciserons plus loin les différents aspects cliniques de l'hyperchlorhydrie et de l'ulcère, nous aurons en même temps à dire, pour l'un et l'autre, quelles sont les circonstances dans lesquelles le bismuth doit être employé. Mais nous devons en outre signaler, puisque nous faisons ici sur ce médicament une étude d'ensemble, qu'il est efficace aussi dans la gastrite alcoolique, de type cependant hypopeptique, mais fort douloureux, dans le cancer de l'estomac, souvent dans l'aérophagie, et qu'on peut, en résumé, dire avec M. Hayem qu'il est *« le médicament par excellence des douleurs gastriques »*, entendant par là qu'on ne devra bien entendu pas compter sur son action dans les crises douloureuses d'origine purement nerveuse chez les hystériques, les tabétiques, les intoxiqués. On voit même que, dans certaines circonstances, l'efficacité ou non du médicament pourra être un argument important pour orienter le diagnostic dans tel ou tel sens.

Choix du sel de bismuth, posologie, mode d'emploi. — *En règle générale, c'est le sous-nitrate de bismuth qu'il faut employer.* Nous verrons plus loin les objections que l'on a portées et les substitutions que l'on a proposées. Mais ces objections n'ont pas de valeur absolue, et ces substitutions ne doivent être faites que dans des circonstances particulières, assez rares, et que nous aurons à déterminer.

Le sous-nitrate doit être *très pur*. Il est nécessaire de le spécifier, et au besoin d'y veiller. Il n'est pas douteux en effet que la plupart des cas anciens d'intoxication ont été provoqués par des impuretés, et en particulier par l'arsenic : danger qui est d'ailleurs aujourd'hui bien connu, et pour lequel la préparation est particulièrement surveillée. Mais il est une autre falsification plus fréquente, parce qu'elle est sans danger, qui cependant est fort nuisible à l'efficacité du traitement. Le sous-nitrate de bismuth est un sel relativement cher, surtout quand on considère les doses élevées auxquelles il convient de le prescrire, et par suite on peut être tenté de lui substituer partiellement des substances inoffensives, mais dont la présence aura le double inconvénient de diminuer la quantité du médicament efficace, et parfois même de contrarier ou d'annihiler complètement son effet, s'il s'agit par exemple de poudres alcalines.

Ajoutons enfin qu'on désigne parfois sous le nom de *sous-nitrate de bismuth léger* un mélange de sous-nitrate et de carbonate de bismuth.

On devra donc, pour tenir compte de ces premières notions, prescrire : *Sous-nitrate de bismuth lourd et très pur.*

Lorsqu'on mélange à de l'eau un sous-nitrate de bismuth parfaitement pur, et préparé avec toutes les précautions qui conviennent, on est étonné, si on en apprécie la réaction au papier de tournesol, de constater que ce mélange est nettement acide, acidité due à un dégagement d'acide azotique, qui persiste et se renouvelle même après des lavages successifs.

Cette constatation, surprenante au premier abord pour un médicament préconisé contre l'hyperacidité gastrique, — et en outre cette notion que la formule de notre nouveau codex donnerait au sous-nitrate de bismuth une acidité plus grande que l'ancienne — ces deux faits ont incité certains auteurs à se demander si le sous-nitrate de bismuth du nouveau codex représente bien la forme la meilleure sous laquelle ce médicament doive être prescrit ?

En réalité, pour ce qui est du deuxième point, suivant la remarque de Pater, la différence est plus apparente que réelle : l'ancien (Codex de 1884) renfermait 17,4 p. 100 d'acide azotique, au lieu que le nouveau (Codex 1908) en renferme 20,7 p. 100. Mais le nouveau Codex indique 20,7 p. 100 d'acide azotique AzO^3H alors que l'ancien Codex mentionne 17,4 p. 100 d'acide azotique *anhydre* Az^2O^5. Par suite il n'y a guère lieu de tenir compte de cette modification qui ne correspond pas en réalité à une augmentation de la proportion d'acide azotique.

Quant à l'acidité même du sel, MM. Lion et Tulasne ont proposé de la supprimer en employant l'*azotate polybasique ou sous-nitrate neutre de bismuth*. Mais ils ont remarqué que son action est plus lente et plus faible, et nous en aurons l'explication quand nous étudierons le mécanisme probablement complexe de l'action du sous-nitrate de bismuth.

En résumé donc il suffit d'exiger que le sel réponde à celui dont la formule est donnée dans le Codex, et qu'il soit affranchi de tout mélange et de toute impureté.

Quant à la dose à employer, en règle générale, en thérapeutique gastrique, et particulièrement dans l'hyperchlorhydrie et l'ulcère, elle doit être considérable : *en moyenne vingt grammes par jour, chez l'adulte*. On pourra descendre à 15 gr., rarement au-dessous ; d'autre part, 30 grammes peuvent être donnés sans inconvénient. Bien que cette posologie commence à être familière aux pharmaciens, il sera bon de l'écrire en toutes lettres, et de bien faire remarquer au malade qu'il ne s'agit pas d'une erreur. On n'a pas à s'inquiéter de la répétition de ces fortes doses : des milliers de malades en ont pris, consécutivement, plusieurs centaines de grammes sans présenter aucun trouble. L'un d'eux, par prises journalières de 30 grammes, sans interruption, est arrivé à la dose de trois kilos sans en être incommodé.

Cette dose de 20 grammes doit être donnée en une fois, le matin, l'estomac étant complètement à jeun.

Au moment de l'absorption, le bismuth est mélangé à environ un demi-verre d'eau. Au lieu d'eau pure, il y a avantage, pour que la suspension soit plus stable, à employer de la *tisane de gomme*, légère, c'est-à-dire renfermant 10 à 20 grammes de gomme arabique par litre. On peut enfin y mettre quelques gouttes d'un arome qui plaise au malade, pour masquer le goût du bismuth, que d'ailleurs la plupart d'entre eux prennent sans difficulté.

La totalité doit être prise en une fois, ou à la rigueur en deux fois, avec quelques minutes d'intervalle. Il est absolument inutile de faire l'introduction par la sonde. Cependant nous verrons que si le malade est soumis dans le même temps à des lavages d'estomac, on peut en profiter pour introduire le lait de bismuth par le tube, après, bien entendu, que le dernier liquide du lavage a été retiré. Dans ce cas, on fait passer après le bismuth environ 50 cc. d'eau pure, pour entraîner les parcelles du sel qui sont restées adhérentes aux parois de caoutchouc.

Au moment de l'ingestion, il est préférable que le malade soit couché, et reste couché au moins pendant une demi-heure. On a longtemps conseillé de lui faire prendre pendant quelques minutes des positions différentes, alternativement couché sur le dos, sur le ventre, sur le flanc droit et sur le flanc gauche, pour que tous les points de l'estomac soient enduits par le mélange bismuthé. Puis, les examens aux rayons X ayant montré que les mouvements de l'estomac suffisent pour répartir le médicament sur toutes les parois, on a pensé que cette manœuvre était inutile. En réalité, il semble que s'il en est ainsi pour des estomacs relativement petits et ayant d'énergiques contractions, au contraire pour des estomacs volumineux, ptosés et plus ou moins atones, si l'imprégnation des parois est totale, elle est du moins très inégale : presque tout le lait bismuthé se porte au point le plus déclive, et c'est donc en ce point, au détriment des autres, que s'exerce la presque totalité d'action, probablement complexe nous le verrons, de ce médicament. Il est par conséquent logique de chercher une action plus égale par les manœuvres dont nous avons parlé.

C'est sans doute pour la même raison que les meilleurs résultats sont obtenus par l'ingestion à jeun, en une fois : méthode en général préférable à celle des ingestions multiples, après les repas, à des doses moindres, de 2 à 5 grammes chaque fois. Cette dernière en effet a des indications différentes et plus restreintes, et doit être réservée aux cas où la première a échoué.

Effets cliniques. — Quels sont en général les effets de la cure par le sous-nitrate de bismuth ? La multiplicité des indications, les circonstances cliniques si variables dans lesquelles le bismuth est employé, nous expliquent que tous les degrés puissent être constatés, aussi bien dans la durée que dans l'intensité de l'effet thérapeutique.

Sans parler ici des actions variables dans les diverses gastropathies, et en particulier dans les différentes formes cliniques de l'hyperpepsie, de l'hyperchlorhydrie et de l'ulcère, sur laquelle nous aurons à revenir, il est quelques notions générales fort importantes à noter.

Il faut remarquer d'abord que l'action du sous-nitrate de bismuth n'est pas immédiate, c'est-à-dire qu'elle ne se manifeste le plus souvent qu'après 4 à 5 jours. On voit combien il est important d'en être prévenu, et d'en prévenir le malade, pour ne pas abandonner trop tôt une thérapeutique qui paraît assez paradoxale et qui peut inspirer d'abord un scepticisme injustifié.

Après ce temps se manifeste un bien-être notable, une analgésie marquée, l'atténuation ou la disparition des douleurs de la période digestive, action qui étonne d'abord, étant donné que le médicament n'est pris qu'une fois dans la journée.

L'intensité de l'action, et sa durée, sont variables suivant la nature et le degré des lésions. Mais généralement l'efficacité dure longtemps après qu'on a cessé son emploi.

L'action de ces fortes doses de bismuth n'est pas exclusivement gastrique, mais aussi intestinale. Et, contrairement à l'opinion courante, non seulement elles ne provoquent pas de constipation, mais le plus souvent, chez des sujets antérieurement constipés, elles régularisent les selles, à tel point que laxatifs et lavements deviennent inutiles, et même, dans certains cas, elles peuvent provoquer de la diarrhée : cet incident peut être une raison pour qu'on soit forcé de diminuer la dose antérieurement choisie.

Mode d'action. — Comment agit le sous-nitrate de bismuth ? De nombreuses hypothèses ont été à ce sujet émises et défendues. A priori on peut expliquer son efficacité par trois mécanismes différents : saturation du suc gastrique, — protection de la muqueuse par un enduit, — modification de la muqueuse et de la qualité du suc gastrique sécrété. Sans qu'il soit utile que nous entrions dans le détail de tous les arguments qui ont été portés pour défendre ces hypothèses, nous ferons simplement remarquer que la première est la moins séduisante. S'il s'agissait d'une simple saturation du suc gastrique, le sous-nitrate de bismuth n'agirait pas mieux, ni différemment que toutes les poudres inertes que l'on a préconisées ; il serait efficace surtout après le repas, au moment de l'hypersécrétion et des douleurs ; son action serait peu durable ; enfin elle ne s'expliquerait guère pour l'absorption d'un mélange qui est nettement acide, comme nous l'avons signalé. Faut-il donc accepter l'hypothèse de l'enduit protecteur, qui diminuerait les douleurs en évitant le contact entre la muqueuse et le suc hyperacide, et permettrait à la longue la réparation des lésions en diminuant l'action excito-sécrétoire des aliments ? Cette théorie séduisante et qui a de nombreux adeptes, nous paraît expliquer mal l'action si rapide du bismuth et surtout la supériorité incontestable du sous-nitrate franchement acide, sur les autres sels que l'on a voulu lui substituer, le sous-nitrate neutre et le carbonate de bismuth. Aussi nous semble-t-il que la vérité se trouve, au moins partiellement, dans la troisième hypothèse, et que le sous-nitrate ajoute à son action isolante un rôle actif que l'hypothèse de Matthes, et les expérimentations de Surmont et Dubus permettent de préciser. Il est en effet nettement établi, par les recherches de Kauffmann en particulier, que le mucus est raréfié dans l'estomac des hyperchlorhydriques et des ulcéreux, et d'autre part que le sous-nitrate de bismuth exagère beaucoup la sécrétion du mucus gastrique, infiniment plus que d'autres substances expérimentées parallèlement à lui, telles que le talc, l'argile, le sable et le charbon. On voit donc que si l'on considère que le sous-nitrate de bismuth est efficace en déterminant une excitation fonctionnelle considérable des glandes à mucus, on s'explique par là même qu'il agisse surtout à jeun, qu'il agisse sous forme de mélange acide, que son action se manifeste seulement après quelques jours, et qu'elle soit enfin longtemps durable après qu'on a cessé son emploi.

Accidents et prétendus dangers du sous-nitrate de bismuth en thérapeutique gastrique. — On peut s'étonner qu'après avoir préconisé le sous-nitrate de bismuth pour ainsi dire sans réserves, nous ayons à parler d'accidents possibles et de dangers. Nous devons cependant le faire parce que l'attention a été récemment attirée sur ce sujet, et particulièrement en France à la suite d'un article que nous avons publié, avec M. Bensaude, sur les « Intoxications par le sous-nitrate de bismuth administré à l'intérieur ». En présence des exagérations inévitables, et que nous avions d'ailleurs prévues, il est nécessaire que, par une exacte mise au point, nous montrions en quelques mots que l'on a tort, par une réaction irraisonnée, de ne tenir compte ni des circonstances très spéciales dans lesquelles les accidents se sont produits, ni de tout le passé et du nombre incalculable de cas, dans lesquels le sous-nitrate de bismuth, même à forte dose et longtemps prolongée, s'est montré parfaitement inoffensif, pour vouloir l'écarter définitivement et le remplacer par quelque autre, qui ne doit peut-être son innocuité apparente qu'au fait d'être d'introduction plus récente, et d'avoir été beaucoup moins employé.

Laissons de côté les accidents dus à des impuretés (arsenic, etc.) : depuis que ce danger a été signalé, on peut dire qu'il n'est guère à redouter, et d'ailleurs il existe avec tous les sels de bismuth.

Ne cherchons pas non plus d'analogie entre les dangers du sous-nitrate de bismuth employé à l'extérieur, par exemple sous forme de pâte de Beck, dans la thérapeutique des fistules, et l'emploi de ce sel à l'intérieur du tube digestif. Il est établi que tous les sels de bismuth, aussi bien le sous-nitrate que le sous-gallate (dermatol), l'iodogallate (airol), etc... peuvent devenir toxiques quand ils sont en contact prolongé avec une plaie, milieu alcalin et albumineux ils se transforment en albuminate de bismuth, sel soluble et facilement résorbé,qui donne une intoxication par le bismuth, semblable à celle que produisent les autres métaux lourds, plomb, cuivre, etc... Mais il faut pour cette transformation que le milieu soit *alcalin*. On voit donc qu'en aucun cas il ne peut en être ainsi dans l'estomac, et particulièrement chez les malades atteints d'hyperchlorhydrie ou d'ulcus. Et d'ailleurs ce danger existerait, comme pour les plaies externes, avec tous les sels de bismuth.

Mais il existe une troisième variété d'intoxication : c'est celle qui appartient en propre au sous-nitrate de bismuth et à ce sel administré par le tube digestif. Sans entrer dans des détails qui nous entraîneraient trop loin, disons que ces accidents sont *exceptionnels* ; — qu'ils n'ont été signalés qu'à partir du moment où le sous-nitrate, détourné de son but thérapeutique, a été employé en radiographie pour l'*exploration de l'intestin* ; — que c'est en effet *dans l'intestin que se produit l'agent toxique*, lorsque le sel est arrêté au niveau d'un rétrécissement ou d'un obstacle, et qu'il est au contact d'une flore bactérienne spéciale, capable de le transformer en nitrites ; — mais que la *rétention intra-stomacale, pour si prolongée qu'elle ait été, n'a jamais donné lieu à ces accidents.*

On voit par conséquent que nous sommes autorisés à écrire aujourd'hui comme nous le disions en 1900 : « Les seules contre-indications de l'emploi du sous-nitrate de bismuth sont les suivantes :

Les *examens radiologiques*, et particulièrement quand on veut explorer l'intestin rétréci ou obstrué, quand on veut donner des doses considérables, enfin quand on l'emploie sous forme de lavement bismuthé ;

Le trop jeune âge, car il semble que chez les très jeunes enfants la flore intestinale est particulièrement propre à le transformer en sel nocif ;

Enfin la possibilité d'une *stase intestinale* prolongée, chez les sujets atteints de *rétrécissement de l'intestin* ou chez ceux qui ont subi une *gastro-entérostomie* ».

Il est bien entendu d'ailleurs qu'il est prudent de faire vérifier par les malades eux-mêmes l'élimination régulière du sel, sous forme de selles noires, (renfermant du sulfure de bismuth); d'autre part on doit se rappeler, pour arrêter immédiatement l'usage du médicament dans le cas exceptionnel d'une alerte, que la transformation du sous-nitrate en nitrites et leur résorption donne une intoxication à marche aiguë, généralement passagère, essentiellement caractérisée par des convulsions, de la dyspnée, de la cyanose et de la méthémoglobinhémie.

Les autres sels de bismuth, le carbonate. — On voit qu'à notre avis l'emploi des autres sels de bismuth est assez restreint. Nous devons reconnaître cependant qu'actuellement le carbonate de bismuth jouit d'une grande faveur. Sans parler de la radioscopie, où son usage exclusif est légitime, on devra de toute façon y faire appel, nous l'avons vu, chez les très jeunes sujets, chez les malades atteints de rétrécissement de l'intestin, enfin chez les gastro-entérostomisés. Son mode d'emploi et sa posologie sont les mêmes que pour le sous-nitrate. A cause de son goût désagréable, l'association au cacao est une idée heureuse.

Traitement des différentes formes cliniques de l'hyperchlorhydrie et de l'hyperpepsie.

Sans que nous ayons à entrer ici dans le détail des notions pathogéniques, nous devons cependant rappeler que l'hyperchlohydrie a tendance à provoquer un retard de l'évacuation gastrique, par un mécanisme d'ailleurs diversement interprété. Qu'il s'agisse d'un retard d'ouverture du pylore par prolongation anormale de la digestion, ou de fermeture surajoutée par spasme du sphincter pylorique, à point de départ gastrique ou duodénal, il en résulte, chez des malades dont l'appétit est généralement augmenté, et qui ont par conséquent tendance à surcharger leur estomac, une dilatation de cet organe, qui peut à la longue entraîner la fatigue du muscle et son atonie.

On comprend par suite que l'affection puisse se présenter sous des formes cliniques très différentes, et que la thérapeutique doive en être modifiée suivant les cas. Aussi, sans donner à cette division une valeur absolue, mais en la considérant comme un schéma, auquel la plupart des cas cliniques pourront être facilement rapportés, nous considérerons trois formes différentes, qui répondent à trois phases de la maladie.

Au début, l'affection peut être longtemps latente, ne pas entraîner de manifestations morbides, et ne se révéler par exemple qu'à l'occasion d'un examen de suc gastrique. Le plus souvent cependant, avec des périodes d'accalmie de durée variable, le malade présente des crises durant quelques jours et rapportées à des causes diverses, parmi lesquelles l'abandon des règles d'hygiène alimentaire entrent pour une grande part. Puis les manifestations morbides, d'intermittentes qu'elles étaient, deviennent continues, et le malade souffre tous les jours. Plus tard enfin, et dans un temps variable suivant les prédispositions individuelles, le retard d'évacuation entraîne la dilatation et l'atonie, et ce sont les troubles mécaniques qui passent au premier plan.

1° Phase de début. Symptomes intermittents. — Pour lutter contre les premières manifestations de l'hyperchlorhydrie, le meilleur moyen, et qui suffit presque à lui seul, c'est le *régime*. Il faut faire reprendre au malade les bonnes habitudes d'hygiène alimentaire qu'il a perdues. C'est en lui démontrant que son affection est due à l'abus d'aliments et de boissons, au mauvais choix de ces aliments, à leur mode défectueux de préparation, à l'irrégularité et à la rapidité des repas, à l'insuffisance de mastication ; c'est, d'autre part, en fixant son régime d'après les notions sur lesquelles nous nous sommes suffisamment étendu pour n'avoir pas à y revenir ici, que l'on arrive le plus souvent à voir les crises s'espacer et finir par disparaître complètement.

Il faut par suite interdire à ces malades de s'adresser à l'une quelconque des thérapeutiques médicamenteuses, dont ils penseraient pouvoir tirer un bon effet : les poudres alcalines, l'usage journalier des eaux minérales, gazeuses ou non, leur seront défendus. Et l'on aura soin de leur démontrer que le soulagement momentané qu'ils trouvent à leur emploi est néfaste, que leur mal est endormi, mais non supprimé, que l'accoutumance les guette, avec la tendance inévitable à forcer les doses, et par suite à surajouter à leur affection une gastrite médicamenteuse et l'affaiblissement d'un bon état général.

Le seul médicament que l'on permettra, c'est le *sous-nitrate de bismuth*, donné soit comme moyen préventif, par cures espacées, soit au début des crises, pour les cas où le régime seul paraîtra ne pas suffire ; ces cures seront de 10 à 20 jours, en suivant les minutieux détails que nous avons donnés pour guider son emploi .

2ᵉ Phase. Symptomes continus. — Lorsque l'affection se manifeste sous une forme plus grave, et que les symptômes, de passagers et d'intermittents qu'ils étaient au début, sont devenus journaliers (et c'est souvent à ce moment seulement que les malades se décident à se soigner), il peut arriver encore que le seul traitement par le régime et le sous-nitrate de bismuth soit efficace. Mais il n'en est pas toujours ainsi, et l'on doit faire appel alors à quelques moyens thérapeutiques que nous allons maintenant étudier.

Au premier rang doit être mise la *cure saline*, soit dans une station thermale, telle que Vichy ou Carlsbad, soit à domicile, en prenant pour guide les règles minutieuses que M. Hayem, dans son étude de la médication dialytique, a soigneusement fixées. Le retard d'évacuation étant le facteur pathologique contre lequel cette cure permet de lutter avec succès, on peut expliquer son action par trois mécanismes différents : augmentation de la tonicité du muscle gastrique, qui deviendrait ainsi capable de triompher de la résistance pylorique ; modification de la sécrétion gastrique, qui serait ramenée à un état voisin de l'état normal ; enfin action excito-sécrétoire sur les glandes annexes, foie et pancréas, d'où neutralisation plus facile du suc gastrique hyperacide, à son arrivée dans le duodénum, et suppression du réflexe pylorique, qui aurait, dans cette hypothèse, un point de départ non pas gastrique, mais intestinal.

Quoi qu'il en soit, cette cure doit être ainsi comprise. La solution à employer est préparée suivant la formule :

Sulfate de soude	3 gr.
Bicarbonate de soude	2 gr. 50
Chlorure de sodium	1 gr.
Eau	1 litre.

Elle est chauffée à 40°, au bain-marie. On la prend le matin à jeun, en trois fois, avec 20 minutes d'intervalle entre chaque prise. La dose totale journalière est de 250 gr. pour commencer ; elle est augmentée régulièrement de 50 gr. par jour jusqu'à

500 gr. On se maintient alors à ce taux, et l'ensemble de la cure dure 25 jours.

Cette cure, dont l'effet se prolonge bien au-delà de sa durée d'application, n'est contre-indiquée que chez les tuberculeux. Elle produit rapidement une amélioration de l'état local et de l'état général, et remplace, avec un avantage incontestable, l'emploi des poudres alcalines et en particulier du bicarbonate de soude, dont les malades ont si facilement tendance à user d'une façon immodérée.

Mais en outre de cette médication, qui convient à presque tous les cas, il peut arriver parfois que l'on se trouve en présence de symptômes auxquels un traitement spécial doit être appliqué.

C'est ainsi que certains malades présentent des douleurs excessives, contre lesquelles il faut songer à lutter tout d'abord. Parmi les différents analgésiques, on se trouvera bien surtout de la *belladone*, par exemple sous forme de pilules ou de suppositoires, à la dose de 1 à 3 centigrammes d'extrait de belladone par jour.

Elle est indiquée ici par sa double action antispasmodique et antisécrétoire, à la condition d'en surveiller attentivement l'emploi, et de l'arrêter, s'il venait à se montrer des troubles oculaires ou bien une sensation pénible de sécheresse dans la bouche.

De même il arrive que chez certains malades on constate, et pour les raisons que nous avons données plus haut, l'impossibilité de digérer les matières amylacées. C'est alors évidemment un tort de donner à ces aliments, dans le régime, la part importante qui leur revient en général. On doit, dans ce cas, ne les faire ingérer qu'à dose modérée, tâcher d'augmenter la sécrétion salivaire par une mastication soigneuse, et parfois faire appel à la *diastase* que fournit l'orge germé, et que l'on prescrit à la fin du repas sous forme de solution, de comprimé ou de cachet.

3ᵉ Phase. Troubles mécaniques prédominants. — Quand le malade enfin, mal ou insuffisamment traité, est arrivé à la troisième phase de son affection, les moyens qu'il convient d'*associer aux précédents* contre l'hyperpepsie compliquée de dilatation gastrique, répondent à deux indications différentes : les uns se proposent un but curatif, et sont destinés à ramener peu à peu l'estomac à son volume normal ; les autres n'ont qu'une action palliative, mais fort importante, car ils permettent d'obtenir une évacuation plus rapide, et par suite, en même temps qu'ils atténuent les souffrances du malade, ils évitent que ne s'exagèrent la dilatation et l'atonie.

1. *Moyens curatifs.* — Pour exciter la contractilité du muscle, différents moyens ont été préconisés, l'*électrisation*, le *massage*, le *lavage de l'estomac*.

Nous ne nous arrêterons pas aux deux premiers : d'action moins efficace que celle du lavage, il ne faut voir en eux qu'un adjuvant utile, mais qui ne peut le suppléer : c'est donc essentiellement au lavage d'estomac qu'il faut s'adresser.

Mais pour être efficace, dans la variété de gastrite qui nous occupe, le lavage d'estomac doit être pratiqué suivant une technique appropriée.

Il doit être fait avec un tube de caoutchouc, muni d'un entonnoir de verre, suivant le modèle du tube de Faucher, et *sans appareil à aspiration* : le liquide doit être retiré par le simple principe du siphon. Il vaut mieux en effet laisser une petite quantité de liquide dans la poche stomacale, que de s'exposer à blesser la muqueuse par l'aspiration.

Il est pratiqué *le matin à jeun*, journellement, pendant une période de 15 à 20 jours, après laquelle il faut une interruption, pour éviter que le malade ne s'habitue à ce mode de traitement. Bien entendu, suivant les circonstances, une ou plusieurs séries nouvelles pourront être faites ultérieurement.

Il faut employer l'*eau bouillie simple* : une eau minérale ou l'adjonction à l'eau d'une substance médicamenteuse ne sont d'aucune utilité. Sa température variera de 35° à 20° : l'eau tiède est au début mieux supportée généralement ; l'eau froide est plus excitante, et convient aux estomacs qui réagissent mal par atonie plus prononcée.

On ne doit introduire à la fois que 300 à 400 gr. pour éviter de fatiguer l'estomac et pour permettre à ses parois de rejeter le liquide sans avoir à lutter contre une masse de volume exagéré. L'ensemble d'un lavage d'autre part doit être pratiqué avec 1 litre 1/2 de liquide, 2 litres au maximum.

S'il arrive qu'accidentellement le liquide ne puisse pas être retiré, il suffit d'enfoncer ou de retirer légèrement le tube, de comprimer l'estomac ou de demander au malade de faire quelques efforts d'expulsion. Bien entendu on doit arrêter le lavage, d'ailleurs sans s'en inquiéter autrement, si, malgré ces moyens, le liquide ne ressort pas.

II. *Moyens adjuvants et palliatifs.* — Il existe en outre tout un groupe de moyens adjuvants, qui permettent de faciliter l'évacuation d'un estomac atone, et par suite d'attendre que la cure par les lavages ait produit son effet. Dans ce groupe nous laisserons de côté, et pour les raisons que nous avons données, la thérapeutique médicamenteuse, dont les indications réelles sont rares, qui devient rapidement inutile par accoutumance, et que l'on trouve trop souvent à l'origine des plus dangereuses et des plus tenaces toxicomanies.

Mais il faut par contre faire une place importante au *régime*. C'est alors qu'il convient de diminuer la masse totale des aliments et des boissons, diminution qui dans certains cas graves doit être poussée à l'extrême, en ayant soin, bien entendu, de donner des lavements alimentaires, pour éviter que le malade ne soit trop affaibli.

C'est dans ce cas aussi qu'il faut particulièrement se souvenir des notions que nous avons données sur la difficulté fréquente de digestion des matières amylacées, dont la présence deviendrait une cause d'aggravation de la dilatation et de l'atonie : la *diastase* trouve ici encore son utilité.

On doit aussi s'efforcer de remonter l'estomac pendant la période digestive, et pour le faire plusieurs moyens méritent d'être préconisés. C'est d'une part le repos, dans le *décubitus horizontal*, pendant la totalité ou une partie de la digestion : moyen très efficace comme le démontre à la fois l'expérience clinique et l'examen radioscopique ; il suffit en effet du simple changement de position pour voir le fond d'un estomac atone s'élever de 8 à 10 centimètres au-dessus du point qu'il occupe quand le malade est debout. On y joint avec utilité la *révulsion* sur la région épigastrique, par l'application de compresses trempées dans de l'eau chaude, ou d'une bouillotte légère, plate et incurvée, suivant le type de la *bouillotte de Carlsbad*.

Si d'autre part le malade doit conserver la station debout pendant la période digestive, il est utile qu'il porte une *ceinture* d'un modèle approprié, et aussi qu'il fasse de temps à autre des mouvements de contractions abdominales : ces mouvements (la radioscopie le montre), sont pour l'estomac une sollicitation énergique à se contracter et à se vider.

Traitement des différentes formes cliniques de l'ulcère gastrique

1° Ulcère récent, sans accidents graves.— En présence d'un ulcère dont le diagnostic est nettement posé, même s'il n'y a pas et s'il n'y a pas eu d'accidents graves, il faut mettre en œuvre tous les moyens thérapeutiques qui permettent d'obtenir le plus rapidement possible la sédation des symptômes et la cicatrisation de la lésion.

Comme pour toute plaie, la première condition est de mettre l'organe au repos. Le malade doit être maintenu au lit, et, comme tous les ingesta excitent la sécrétion gastrique, on supprime tout aliment et toute boisson. Cependant on peut permettre l'absorption d'un 1/4 de verre d'eau toutes les heures : car son évacutaion est rapide, et elle n'a qu'une action très modérée sur la sécrétion.

Pour soutenir les forces, on fait appel aux *lavements alimentaires*, et au besoin aux injections de *sérum artificiel.*

On peut donner par exemple 2 à 4 lavements alimentaires ainsi compris : 1 verre d'eau ou de lait, 1 à 2 jaunes d'œufs, 1 à 2 cuillerées à bouche de peptone, et 2 à 5 gouttes de laudanum.

Quant aux injections sous-cutanées de sérum artificiel, que l'on fera au niveau de la fesse ou de la cuisse, en respectant la paroi abdominale, elles seront de petit volume, surtout si l'on craint des hémorragies gastriques, 200 à 500 gr. chaque fois, une à deux fois par jour.

Pour calmer la sensation pénible de soif et aussi de faim, le laudanum, ajouté aux lavements, est utile. On peut aussi faire faire de fréquents lavages de bouche, avec une eau fraiche, pure ou légèrement alcalinisée.

La diète absolue, ainsi comprise, sera en moyenne de 8 à 10 jours.

Dans le même temps, on fait le pansement de l'ulcère par le *sous-nitrate de bismuth* à jeun, à la dose de 20 à 30 gr., suivant la technique que nous avons donnée.

Enfin des applications fréquemment renouvelées, sur la région gastrique, de sinapismes, de compresses d'eau chaude ou d'une bouillotte légère, font une *révulsion* utile, qui hâte la cicatrisation.

Après cette cure sévère, qui doit être en moyenne d'une dizaine de jours,mais peut,sans inconvénient,être portée à 15 et 20 jours, on doit progressivement reprendre l'alimentation par voie buccale, commençant par le régime lacté exclusif et à petite dose (1 à 2 litres par jour) pour arriver après quelques semaines à un régime plus large, quoique très surveillé.

Par la suite le malade, le plus souvent hyperpeptique et menacé d'une récidive de son ulcère, sera traité suivant les principes que nous avons indiqués contre l'hyperpepsie. La cure d'eau saline peut être employée.

2°. Ulcère avec hémorragies. — Cette forme d'ulcère se subdivise elle-même en des variétés cliniques très différentes : tantôt c'est un ulcère qui se révèle par une première hémorragie, d'abondance modérée, et qui ne paraît menacer nullement la vie du malade, persuadé parfois qu'il peut continuer à vaquer à ses occupations ; tantôt c'est une hématémèse unique, mais extrêmement abondante, entraînant une anémie grave et la tendance au collapsus ; tantôt enfin ce sont des hémorragies récidivantes, moins inquiétantes par leur intensité, que par leur répétition ou leur durée.

Quelle est la conduite à tenir dans ces différents cas ?

Hématémèse unique et modérée. — Comme rien ne permet d'apprécier le calibre du vaisseau qui a été lésé, et par suite de prévoir l'évolution de l'hémorragie qui commence, il est de toute nécessité de faire sentir au malade et surtout à son entourage que l'on est en présence d'un accident sérieux, et qui demande à être surveillé de très près. Cet avertissement est le seul moyen qui permette d'obtenir le *repos absolu* auquel le malade va être condamné.

C'est en effet dans le repos de tout l'organisme, avec immobilisation de l'estomac, que se résume presque tout la thérapeutique à employer. Elle consiste par conséquent dans le décubitus dorsal ; la défense de quitter le lit sous aucun prétexte ; la suppression des visites et des conversations inutiles ; d'autre part, la suppression de toute cause d'excitation gastrique, et par suite la diète absolue, sous la même forme, et avec la même rigueur que nous venons de l'indiquer. On doit donc s'adresser de la même façon aux lavages de bouche pour calmer la sensation de soif, aux lavements alimentaires laudanisés, avec injections sous-cutanées de sérum artificiel, à doses modérées.

Faut-il aller plus loin, et employer les différents moyens préconisés comme hémostatiques ? Il est généralement suffisant d'associer au repos et à la diète l'application d'une *vessie de glace* sur l'estomac. On aura soin d'interposer une flanelle, de soutenir la vessie par un cerceau, pour que le poids n'en soit pas trop considérable, enfin d'y faire mettre une petite quantité de glace et fréquemment renouvelée, sinon le sac renferme à la fois de l'eau et des morceaux de glace : ces derniers surnagent, et c'est l'eau tiédie qui est seule en contact avec l'estomac.

Sous l'influence de cette thérapeutique simple, l'hémorragie généralement s'arrête, le melæna diminue et disparaît, et l'on peut, après 8 à 10 jours, se départir de la sévérité de la diète, et traiter le malade, comme dans le cas que nous venons d'étudier d'un ulcère sans hémorragie, par les pansements au bismuth, le régime lacté d'abord exclusif, pour arriver progressivement au régime de l'hyperpepsie.

Hématémèse abondante. — Y a-t-il, en présence d'une hématémèse grave et d'un danger immédiat, une thérapeutique plus énergique ou différente à employer ? Dans ce cas les indications sont doubles.

Il faut d'abord *remédier aux conséquences de l'hémorragie.* On est en face d'un malade extrêmement anémié, et d'autre part en état de collapsus et qui peut mourir de syncope. Contre l'anémie même il semble bien que le mieux est d'attendre que l'organisme, avec ses réserves généralement suffisantes, répare la perte de globules rouges et d'hémoglobine dont il vient d'être frappé : cette réparation est généralement rapide, et si l'hémorragie ne se reproduit pas, on voit en quelques jours le taux de l'hémoglobine et des globules rouges s'élever progressivement, des limites extrêmes qu'il avait atteintes, à un chiffre sensiblement normal. Et d'ailleurs il semble bien que, pour pallier cette perte soudaine par une réparation immédiate, nous sommes complètement désarmés. Songera-t-on à faire une transfusion sanguine, la seule intervention qui, dans les cas d'hémorragies foudroyantes, pourrait a priori paraître indiquée ? Non, car en outre des difficultés et des dangers qu'elle présente, il est probable que son efficacité est illusoire, ou que du moins les quelques succès que l'on a obtenus,ont été,pour les adultes tout au moins,mal interprétés.De quelle utilité pourraient être en effet *quelques centaines de grammes* de sang chez un individu dont le taux des globules rouges est tombé de 5 millions à 2 millions et même 1 million parfois, et qui par conséquent a perdu la valeur de *plusieurs litres de sang?* S'il n'a pour réparer ses pertes que la petite quantité de sang qu'on lui donne, cette réparation sera manifestement insuffisante et ne pourra avoir qu'une efficacité toute momentanée ; et si d'autre part il doit les réparer par ses propres forces, il est bien inutile de faire appel à une thérapeutique compliquée. Il semble en réalité, — et c'est ce qui expliquerait les succès que l'on obtient, — que la transfusion sanguine agit non par les globules, mais par le sérum, en excitant la fonction hématopoïétique, et que par suite des injections de sérum seul, humain ou animal, sous forme d'injection sous-cutanée, doivent avoir la même efficacité.

Mais si l'on ne peut réparer la perte des globules rouges, du moins on doit songer que l'on peut remédier aisément à la brusque déplétion sanguine, par des injections de sérum artificiel, rectales, intra-veineuses ou sous-cutanées. Ce sont les circonstances particulières de chaque cas, la nécessité d'aller plus ou moins vite, l'abondance de l'hémorragie qui guideront à la fois pour la quantité de liquide (de 250 à 1000 grammes) et pour la voie à employer.

Enfin on utilisera, contre l'affaiblissement et la tendance au collapsus, les injections toni-cardiaques, surtout d'huile camphrée ou de spartéine, renouvelées deux à trois fois dans la journée, et, dans les cas plus immédiatement graves, de caféine et d'éther.

Mais en même temps qu'on lutte contre les conséquences de l'hémorragie, il faut *lutter contre l'hémorragie elle-même*. Que peut-on faire pour l'hémostase ? Beaucoup de moyens ont été proposés, et nous ne saurions les passer tous en revue. D'ailleurs leur action est incertaine et leur efficacité est loin d'être démontrée.

Faut-il employer des moyens mécaniques tels que ceux proposés par Kelling : compression momentanée de l'estomac par une pelote maintenue quelques heures en place au moyen d'un bandage serré autour du corps ; — insufflation d'oxygène dans la *cavité abdominale* ; — insufflation gazeuse du colon, qui vient exercer une pression sur l'estomac et le duodénum ?

Faut-il faire appel aux médicaments vaso-constricteurs, tels que l'ergotine en injections sous-cutanées ; l'adrénaline, donnée à la faible dose de 1/4 de milligramme toutes les 6 heures, pour éviter la vaso-dilatation qui suivrait l'emploi d'une dose unique et plus forte ?

En réalité il semble préférable de s'en tenir à l'emploi des applications de glace sur l'estomac ; — du chlorure de calcium. à la dose de 2 à 4 grammes par jour, que l'on peut introduire par voie rectale, en l'associant aux lavements aqueux ou alimentaires, et dont l'action coagulante paraît bien établie ; — enfin d'un moyen, auquel M. Hayem attribue, en se basant sur son expérience personnelle, une grande efficacité : les injections *intra-veineuses* d'une petite quantité, 20 à 30 cc., *d'eau distillée*, sans adjonction de sel ni d'aucun médicament. Ces injections, qu'on peut renouveler deux à trois fois, paraissent favoriser la formation d'un thrombus oblitérant au niveau du vaisseau lésé.

Quant à l'intervention chirurgicale, dans la phase hémorragique, pour aller lier le vaisseau qui saigne, elle a été pratiquée généralement sans succès. La plupart des chirurgiens sont aujourd'hui d'avis qu'elle donne moins de chances de guérison qu'un traitement médical rigoureusement appliqué.

Hématémèses récidivantes. — Il n'en est pas de même pour l'ulcère avec hématémèses à répétition. Lorsqu'un traitement médical suffisamment prolongé et rigoureux ne réussit pas, il ne faut pas hésiter à s'adresser au traitement chirurgical. Les indications posées par Leube en 1897, sont encore généralement suivies aujourd'hui : il faut faire appel à l'opération quand on est en présence d'une répétition d'hémorragies graves, ou de petites hémorragies dont les apparitions successives provoquent la cachexie.

Quant à la nature même de l'intervention, nous n'avons pas à y insister : elle sera suivant les cas l'excision, la gastro-entérostomie, ou la simple ligature du vaisseau qui saigne.

3° Ulcère perforé. — C'est ici la complication la plus immédiatement grave de l'ulcère, puisqu'elle entraîne la mort dans la majorité des cas. Et c'est de toutes les formes celle où le diagnostic précoce et l'intervention rapide donnent le plus de chances de succès.

Sans doute la guérison spontanée, ou par un traitement médical, — c'est-à-dire immobilisation absolue, glace, et suppression de toute ingestion, — est possible. Quoiqu'exceptionnelle, elle a été constatée dans quelques cas : tantôt parce que la perforation était précédée d'adhérences; tantôt par l'intervention de circonstances heureuses qui ont permis l'oblitération rapide par une péritonite localisée.

Mais ces faits sont si rares que, quand le diagnostic est nettement posé, l'opération ne doit pas être différée. On s'est cependant demandé s'il faut opérer immédiatement ou laisser dissiper le shock initial : en réalité il semble qu'il a peu de durée, que le collapsus est déjà la preuve de l'apparition de l'infection péritonéale, et que par suite il faut intervenir sans tarder.

D'ailleurs les statistiques sont là pour prouver que c'est de la rapidité de l'intervention que dépend le pronostic : les cas opérés dans les 24 heures guérissent le plus souvent ; après 48 heures, il est généralement trop tard.

Sans nous arrêter à la technique de l'intervention chirurgicale, signalons l'inutilité et même le danger de vouloir évacuer l'estomac avant l'opération ; l'utilité d'un nettoyage soigneux de la cavité abdominale, et d'une incision de décharge au niveau du vagin. Ce sont les circonstances particulières à chaque cas qui font choisir entre l'excision de l'ulcère ou l'association à la suture d'une gastrostomie temporaire ou d'une gastro-entérostomie.

4° Ulcère avec sténose du pylore ou biloculation de l'estomac. — Quand le diagnostic de sténose est suffisamment établi, qu'il est reconnu qu'il s'agit d'une sténose persistante, et non pas de spasmes intermittents du pylore, l'intervention chirurgicale est nécessaire, et doit être suffisamment hâtive pour ne pas imposer l'opération à un malade trop profondément inanitié et affaibli. Nous indiquons plus loin, en une étude d'ensemble, les soins qui doivent précéder et suivre l'opération.

L'état du malade, le siège et l'étendue des lésions, les craintes ou les probabilités d'hémorragies ultérieures ou de transformation cancéreuses déterminent le choix entre l'excision de l'ulcère, l'exclusion du pylore ou la gastro-entérostomie.

La conduite est la même, dans le cas d'estomac biloculaire par cicatrisation d'ulcus.

5° Ulcère chronique. — L'ulcère chronique, sans complications, doit être combattu d'abord, comme l'ulcère récent, par le traitement médical. Parfois il suffit d'imposer à un malade, qui n'avait auparavant jamais voulu se soumettre à une thérapeutique sévère, le repos et le régime prolongé, avec association d'une cure par le sous-nitrate de bismuth et les solutions salines, pour voir disparaître des troubles que l'on considérait comme rebelles au traitement.

Par contre quand une complication se montre, telle que la sténose, ou les hémorragies récidivantes, ou la transformation cancéreuse, on ne saurait, bien entendu, faire autre chose que s'adresser au traitement chirurgical.

Mais il est des cas où les troubles persistent sans être immédiatement menaçants, où le traitement médical est impuissant à cicatriser l'ulcère, et l'utilité de l'opération peut alors être discutée. On trouvera les raisons d'intervenir dans l'intensité des douleurs, l'état moral et physique du malade, sa situation sociale et la nécessité de pouvoir mener une vie active, la crainte de cancérisation, d'hémorragies ou de sténose ; tandis qu'il sera par contre logique de s'abstenir chez les malades très âgés, qui souffrent peu, qui peuvent avoir un régime sévère et un repos prolongé.

Quand l'opération est décidée, les uns sont d'avis de s'en tenir, si elle est possible, à la gastro-entérostomie, beaucoup plus bénigne ; les autres, et c'est l'opinion en particulier des frères Mayo, préfèrent l'excision : excision simple pour les ulcères en selle, de la petite courbure, et pour ceux de la paroi antérieure ; gastrectomie partielle avec fermeture des deux bouts et gastro-entérostomie pour les ulcères pyloriques ou juxta-pyloriques ; enfin pour les ulcères de la paroi postérieure, qui adhèrent souvent au pancréas et à d'autres organes, l'excision par la voie transgastrique, ou bien, quand ils se compliquent d'une déformation de l'estomac en sablier, la résection de la portion rétrécie de l'organe et la suture des deux tranches bout à bout.

6° Ulcère compliqué de périgastrite. — La périgastrite peut être le reliquat unique d'un ulcère guéri. Dans ces cas, il n'est pas rare, suivant la remarque de M. Vulliet, que l'on considère comme névropathes certains dyspeptiques qui se plaignent constamment, et chez qui les divers examens pratiqués restent sans résultats.

Chez ces malades, dont la radioscopie permet généralement de reconnaître la lésion, l'intervention chirurgicale est indiquée: c'est en libérant la région pylorique par section des adhérences, en faisant une *gastrolyse*, que l'on voit les troubles disparaître comme par enchantement.

7° Ulcère cancérisé. — L'attention a été attirée, et en particulier par les travaux en France de MM. Hayem, Mathieu et Œttinger, sur la grande fréquence de la transformation de l'ulcère en cancer. Sur cent cancers de l'estomac, vingt au moins paraissent greffés sur des ulcères. Lorsque l'amaigrissement rapide du malade, une anémie progressive, la persistance de petites hémorragies décélables par l'examen chimique des fèces, la ténacité des douleurs, rebelles au traitement habituel de l'ulcère, lorsque l'association de ces différents symptômes fera craindre que l'ulcère ne se soit cancérisé, c'est évidemment dans l'excision hâtive de la tumeur que l'on devra voir la seule chance possible de succès. Cependant si le malade est inopérable, ou si la gastro-entérostomie seule est possible, ou si l'on craint une récidive, on pourra essayer de faire appel aux médications préconisées comme anti-cancéreuses : en particulier les composés chlorés et les métaux colloïdaux.

8° Ulcère gastrique syphilitique. — Les manifestations gastriques de la syphilis tertiaire paraissent plus fréquentes qu'on ne l'avait pensé tout d'abord. Aussi faut-il, en présence de tout syphilitique ayant des accidents gastriques graves, et qui paraissent se rapporter à une sténose, à un ulcère ou à un cancer, se demander s'il ne s'agit pas de troubles dus à des lésions gommeuses circonscrites ou à une infiltration diffuse. Ces manifestations syphilitiques peuvent en effet, et ce sont les points qui nous intéressent ici, revêtir soit l'aspect clinique de l'ulcère non sténosant avec douleurs, vomissements, hématémèses très abondantes, soit celui de la sténose du pylore, avec intolérance gastrique absolue.

Dans l'un et l'autre cas le traitement iodo-mercuriel peut donner une guérison complète. Mais souvent il ne vient que comme un adjuvant du traitement chirurgical, tantôt parce qu'il faut remédier immédiatement aux dangers de la sténose, tantôt parce que c'est seulement à la suite de l'opération, par les constatations macroscopiques ou histologiques qu'elle permet, que la syphilis est reconnue.

9° Ulcère gastrique traumatique. — L'ulcère d'origine traumatique, dont M. Œttinger a nettement établi l'existence, cède au traitement médical habituel de l'ulcère, et généralement avec une grande rapidité.

Du rôle du médecin dans le traitement chirurgical de l'ulcus.

Nous avons vu qu'en de nombreuses circonstances, — ulcère perforé, ulcère sténosant, ulcère chronique rebelle, ulcère avec hémorragies récidivantes, ulcère avec périgastrite, ulcère cancérisé, et parfois même ulcère d'origine syphilitique mais compliqué, — le traitement médical est totalement impuissant, et qu'il est par suite nécessaire de recourir à l'intervention chirurgicale.

Mais ce serait être très éloigné de la vérité que de croire qu'il suffit de poser un diagnostic exact et des indications précises d'intervention, et que le rôle du médecin doit se borner à cela. Avant l'opération et après elle, il doit agir, et c'est autant de cet ensemble de soins médicaux pré et post-opératoires que d'une bonne technique opératoire que dépend le succès durable et la guérison *définitive* de l'opéré.

Insistons d'abord sur la nécessité de fixer le plus rapidement possible les indications opératoires. Beaucoup de chirurgiens se plaignent, et avec raison, qu'on leur demande souvent d'intervenir chez des malades devenus inopérables. Il en est ainsi, et nous avons déjà attiré l'attention sur ce point, dans les cas d'ulcères perforés, pour lesquels les statistiques montrent que l'intervention précoce, dans les 24 premières heures, donne presque seule des chances de succès. Il en est ainsi pour la sténose, pour l'ulcère cancérisé, avec lesquels les chances de guérison diminuent de jour en jour, au fur et à mesure que le malade s'affaiblit et que s'aggravent les lésions.

Mais une fois l'opération décidée, c'est essentiellement le rôle du médecin de mettre son malade dans les conditions les meilleures pour la bien supporter : successivement l'état général et l'état de l'estomac doivent être envisagés. Les injections sous-cutanés ou intra-veineuses de sérum artificiel, l'emploi des toni-cardiaques, huile camphrée et spartéine, les lavements alimentaires permettront de soutenir les forces et d'atténuer le shock opératoire. On a fait remarquer d'autre part avec raison, — et M. Faix a particulièrement attiré l'attention sur ce sujet, — que l'on diminue les chances d'infection en ayant soin de réaliser autant que possible, l'antisepsie bucco-pharyngée. Chez ces malades, en effet, qui ne se nourrissent pas, ou se nourrissent mal, la sécrétion salivaire est très diminuée et les pullulations microbiennes de la cavité buccale en sont favorisées : on pourrait en donner pour preuves, entr'autres faits, l'apparition de parotidites infectieuses chez des sujets soumis à la diète absolue pour une cure d'ulcère. Il est donc utile de faire faire de fréquents gargarismes avec une solution antiseptique, et de ne pas négliger le rinçage de la bouche après l'absorption d'une nourriture quelconque et surtout du lait.

Quant à l'estomac lui-même, s'il est absolument contre-indiqué de l'évacuer dans le cas de perforation, il en est tout autrement dans les sténoses. Il faut sans tarder le débarrasser des débris alimentaires et des liquides putrides qu'il renferme, et faire des lavages quotidiens, soit avec de l'eau bouillie simple, soit avec une solution légèrement antiseptique, telle qu'une solution de salicylate de soude à la dose de 0 gr. 50 par litre. On aura soin d'ailleurs, dans le cas de grande sténose avec rétention particulièrement abondante, de vider l'estomac en plusieurs fois, pour éviter les accidents réflexes, parfois fort graves, qu'une évacuation brusque et totale peut provoquer.

Pour l'intervention même, il ne sera pas inutile que le médecin discute le choix de l'anesthésie, — anesthésie générale par le chloroforme ou par l'éther, anesthésie locale ou rachianesthésie, — en tenant compte de l'état général du malade, des lésions possibles de son appareil respiratoire, du cœur, des reins ou du foie ; — qu'il insiste pour une exérèse large, si elle est possible, en songeant à la fréquence de la transformation de l'ulcère en cancer ; — enfin qu'il demande l'ablation d'un fragment des tissus suspects pour un examen histologique, si l'examen clinique antérieur ou l'aspect particulier des lésions peuvent faire supposer que la syphilis est en jeu.

Mais c'est surtout dans les soins consécutifs à l'opération que l'initiative médicale reprend toute son importance et tous ses droits.

Les complications pulmonaires sont particulièrement fréquentes et redoutables. L'examen attentif de la respiration, du cœur et de la température ; l'emploi de la révulsion, des médications toniques et antiseptiques, telles que les injections intra-musculaires ou intra-veineuses d'électrargol ; la position demi-assise permise assez rapidement, tels sont les principaux moyens qui permettent de les éviter ou d'y remédier.

Il faut se rappeler enfin, et M. Denéchau a particulièrement insisté sur ce point, que le malade opéré, s'il est débarrassé des complications de son ulcère, est loin d'être définitivement guéri : la récidive d'un ulcère cicatrisé, l'apparition d'ulcères nouveaux, la formation d'un ulcère peptique sont autant d'accidents qui le menaçent. Nous n'avons pas à faire ici l'histoire de l'*ulcère peptique*, ni à discuter sa pathogénie. Mais il est intéressant de noter que si tous les chirurgiens considèrent qu'il peut être attribué en partie à une technique opératoire défectueuse, ils sont aussi d'avis que les erreurs de régime doivent avant tout être incriminées. Nous conclurons par conséquent en disant qu'un malade opéré pour ulcère, même si cet ulcère a été excisé, et par suite si tout danger paraît au premier abord écarté, qu'un tel malade doit, au cours de sa convalescence et pendant plusieurs mois, être soumis au régime le plus sévère. Et nous rappellerons enfin que si l'on croit devoir, après une gastro-entérostomie, lutter contre l'hyperchlorhydrie persistante par une cure de bismuth, la crainte d'une rétention dans les anses intestinales doit faire adopter le carbonate de bismuth au lieu du sous-nitrate, pour les raisons que nous avons données.

C'est par l'association d'une opération bien conduite et de ces soins multiples et minutieux, pré et post-opératoires, que l'ulcère de l'estomac, malgré ses nombreuses et graves complications, peut être mis dans le groupe des affections redoutables qui donnent à la thérapeutique médico-chirurgicale l'occasion de ses plus beaux et de ses plus durables succès.

BIBLIOGRAPHIE

A. Bauer. — Recherches expérimentales sur la pathogénie de l'ulcère de l'estomac. *Arch. des Mal. de l'Appareil digestif*, février 1910.

Béclère et Bensaude. — Un cas de syphilis gastrique. Estomac biloculaire. Troubles graves de la nutrition simulant un néoplasme ; retour à la santé par un traitement spécifique. Contrôle radiologique. *Soc. Méd. Hôpitaux*, 19 mars 1911.

Bensaude et E. Agasse-Lafont. — Les intoxications par le sous-nitrate de bismuth administré à l'intérieur. *Archives des Mal. de l'Appareil digestif*, janvier 1909.

Axel Blad. — Résultats et indications de la gastro-entérostomie. *Archiv. fur klin. Chir.*, 1910.

José Blasco Reta. — Ulcère peptique. Granada, 1911.

Bourget. — Les maladies de l'estomac et leur traitement. Paris, 1912.

Cade. — Précis des maladies de l'estomac et de l'intestin. Paris, 1910.

Carnot. — Les greffes muqueuses sur les ulcères gastriques expérimentaux. *Archiv. Méd. exp.*, 1908, n° 3.

Carnot. — La médication hémostatique. Paris, 1903.

Carnot et Nedey. — Sur la vitesse de passage des diverses formes médicamenteuses à travers l'estomac. *Paris Médical*, 9 mars 1912.

P. Clairmont. — Contribution à la thérapeutique chirurgicale de l'ulcus gastrique. *Mitteil. aus grenzgeb. der Med. u. Chir.*, Vol. XX, n° 2.

Paul Cornet. — Le régime alimentaire des malades. Paris, Steinheil, 1909.

A. Delangre. — Indications opératoires dans les affections de l'estomac. Paris 1909.

Delmasure. — Résultats éloignés du traitement médical de l'ulcère de l'estomac dans la clientèle hospitalière. *Thèse de Paris*, 1909.

Dénarié. — Traitement par le salol de l'ulcère de l'estomac. *Revue pratique des connaissances médicales*, n° 106.

Déséchau. — Les suites médicales éloignées de la gastro-entérostomie. *Thèse Paris*, 1907.

Denoval. — L'ulcère peptique du jéjunum consécutif à la gastro-entérostomie. *Thèse Lyon*, 1909.

Destot. — Société Nationale de Médecine de Lyon 1910.

F. Devé. — Ulcères d'estomac d'origine cardio-rénale chez le vieillard. *Normandie Médicale*, 1er février 1910.

DUJARIER. — *Journal Médical Français*, 15 septembre 1911.

EISELSBERG. — Casuistique de l'ulcère peptique. *Versamml. deutsch naturf. und Ärzte in Zentralblatt fur chirurgie*, 26 novembre 1910.

ENRIQUEZ. — *Traité de Médecine*, tome I, Paris 1909.

FAIX. — Des soins pré et post opératoires dans les interventions sur l'estomac. *Archives Mal. appareil digestif*, Juillet 1910.

FINSTERER. — Hémorragies graves au cours de l'ulcère de l'estomac et du duodénum. *Beitrage z. klin. Chir.*, 1909.

FINSTERER. — Perforation aiguë des ulcères de l'estomac et du duodénum. *Beit. zur klin. Chir.*, 1910.

C. FLEIG. — Pathogénie de la tétanie gastrique. *Archives des Mal. de l'Appareil digestif*, Mai 1909.

FRICKER. — L'action de la salive sur la sécrétion du suc gastrique. *Die therapie der Gegenwart*, septembre 1909.

A. FROUIN. — Contribution expérimentale à la chirurgie de l'estomac. *Presse Médicale*, 19 juin 1909.

GANGITANO. — Des ulcères gastriques perforants. *La Clinica Chirurgica*, 1908.

R. GAULTIER. — Des parotidites survenant au cours de la cure de repos stomacal absolu, pour le traitement de l'ulcère. *Archives Mal. App. digestif* janvier 1910.

R. GAULTIER. — Les dilatations de l'estomac. Paris 1909.

A.-G. GERSTER. — Traitement de la péritonite libre progressive. *Annals of Surgery*, avril 1910, p. 490-515.

GOSSET. — L'ulcère peptique.

PAYR-GREIFSWALD. — Résultats obtenus par l'excision et la résection dans les ulcères de l'estomac. *Archiv. fur klin. Chir.*, avril 1910.

GEORG. B. GRUBER. — Statistique des affections peptiques de l'estomac, de l'œsophage et du duodénum. *Munch. Med. Woch.*, 1911, nos 31 et 32.

GRUNBERG. — Essais diététiques dans l'atonie gastrique. *Zeitsch. f. phys. et diet. Thér.*, septembre 1909.

HALLAS. — L'habitude d'avaler des aliments sans mastication produit-elle des affections de l'estomac ? *Archives Mal. App. digestif*, octobre 1911, p. 529.

HAUSER. — Sur la question de la dégénérescence cancéreuse de l'ulcère chronique de l'estomac. *Munch. Med. Woch*, 7 juin 1910.

G. HAYEM. — De l'ulcère externe de l'estomac. *Archiv. des Mal. de l'Appareil digestif*, mai 1910.

G. HAYEM. — La médication dialytique. *Presse Médicale*, 20 septembre 1911.

G. HAYEM. — Traitement de l'ulcère simple. *Journal de Médecine Interne*, juillet-août 1902.

G. HAYEM. — Les éléments du régime antidyspeptique. *Journal de diététique et de bactériothérapie*, juin, juillet, septembre 1911.

G. HAYEM. — Le sous-nitrate de bismuth en thérapeutique gastrique. Congrès de Lisbonne 1906. — Société de l'Internat des Hôpitaux de Paris, mai 1907. — Leçons Cliniques inédites 1910-1911.

HERBERT J. PATERSON. — L'ulcère jéjunal et gastro-jéjunal après la gastro-jéjunostomie. *Annals of Surgery*, 1909.

HÉRET. — Monographie du sous-nitrate de bismuth, Paris 1890.

JIANU. — Indications de l'exclusion du pylore. *Wiener klin. Woch.*, 25 août 1910.

JIANU et GROSSMANN. — Modifications de la muqueuse stomacale après l'exclusion du pylore. *Archiv. für Verd. mit Einsch. der Stoff. und der Dir.*, 1910, n° 9.

Y. JONAS. — Sur les troubles consécutifs à la gastroentérostomie, et sur la manière dont se comporte à la radiographie l'estomac anastamosé. *Arch. f. Verdauungskr.* 1908.

JACOBSOHN et REWALD. — Alimentation rectale par l'absorption d'alcool et d'acide aminés. *Therapie der Gegenwart* mars 1911.

KAUFFMANN. — De l'absence du mucus gastrique ; son importance et ses rapports avec l'hyperchlorhydrie et l'ulcère. *Archiv. f. Verdauungs-Krank*, 1907, XXII.

OURT KAYSER. — Contribution clinique et statistique à l'étude de l'ulcère de l'estomac à Munich. *Münch. Med. Woch*, 7 déc. 1909.

KELLING. — Méthodes mécaniques d'hémostase des hémorragies menaçantes de l'estomac et de l'intestin. *Münch. Med. Woch.* 20 décembre 1910.

KEMP. — Recherches cliniques sur la fonction évacuatrice de l'estomac à l'état normal et pathologique. *Archiv. Mal App. digestif*, février 1911.

HERMANN KUTTNER. — Diagnostic et traitement de l'ulcère calleux de la grosse tubérosité. *Arch. fur klin. Chir.*, 1910.

MARCEL LABBÉ. — Régimes alimentaires. Paris, 1910.

RAOUL LACASSAGNE. — Sur un cas d'ulcère gastrique syphilitique avec sténose pylorique guéri par le traitement mixte. *Thèse Lyon*, décembre 1911.

LENNANDER. — Gastrostomie temporaire dans les ulcérations de l'estomac ou du duodénum, et en particulier dans les ulcères perforants avec rétention. *Deutsche Zeitschr f. Chir.* 1908.

LERICHE et DRESSOT. — L'exclusion du duodénum et l'exclusion du pylore. *Lyon Chirurgical*, octobre 1911.

LESIEUR et ROME. — Intoxication par le sous-nitrate de bismuth ingéré par une malade atteinte de péritonite chronique, probablement tuberculeuse, avec adhérences intestinales. *Soc. Méd. des Hôpitaux*, mars 1909.

LEVEN et BARRET. — Radioscopie gastrique et maladies de l'estomac. Paris, 1909.

LIEUTIER. — Action de la belladone sur la sécrétion gastrique, et son application au traitement de l'hyperchlorhydrie. *Thèse Paris*, 1904.

G. LION. — De la cure de sous-nitrate de bismuth dans les affections de l'estomac. *Archiv. des Mal. de l'App. digestif*, août 1907.

G. LION. — Le sous-nitrate de bismuth dans le traitement des affections de l'estomac. *Soc. Méd. des Hôpitaux* avril 1909.

G. LION et MOREAU. — La fistule jéjuno-colique par ulcère peptique du jéjunum à la suite de la gastro-entérostomie. *Revue de Chirurgie*, 10 mai 1909, et *Internationale Beitrage Zur Pathologie*, août 1910.

LION et TULASNE. — *Soc. Méd. des Hôpitaux*, 18 mars 1910.

LOEPER. — Traitement des hémorragies dans l'ulcère de l'estomac. *Journal de Médecine et de Chirurgie pratique*, 10 février 1912.

LORENZO DEBERNARDI. — Transplantation de larges lambeaux de muqueuse stomacale. *Münch. Mediz. Woch.*, 2 août 1910.

G. LYON. — Diagnostic et traitement des maladies d'estomac. Paris 1909.

MARTINET. — Traitement médicamenteux de l'hyperchlorhydrie : les alcalins, le bismuth et les graisses. *Presse Médicale*, 20 janvier 1912.

A. MATHIEU. — Traité des maladies de l'estomac et de l'intestin.

A. MATHIEU. — Les cures thermales dans les maladies du tube digestif.

A. MATHIEU. — Influence de l'ingestion du bicarbonate et du citrate de soude. *Archives Mal. App. digestif.*, novembre et décembre 1911.

A. MATHIEU. — Dilatation aiguë du côlon transverse, simulant la dilatation de l'estomac, dans un cas d'ulcère du pylore. *Archiv. Mal. App. digestif.*, juillet 1909.

A. MATHIEU et I.-C. ROUX. — Pathologie gastro-intestinale.

A. MATHIEU et MOUTIER. — Pathogénie de l'ulcère de l'estomac. *Archiv. Mal. App. digestif*, août 1909.

E. MAUREL. — Traité de l'alimentation et de la nutrition, à l'état normal et pathologique. Paris, 1909.

WILLIAM J. MAYO. — Excision des ulcères calleux de la paroi postérieure de l'estomac par voie transgastrique. *Annals of Surgery*, décembre 1910.

LÉON MEUNIER. — Gastro-entérostomie et hypersécrétion. *Presse Médicale*, 13 novembre 1909.

MOREAU. — Des suites de la gastro-entérostomie pratiquée pour sténose non cancéreuse du pylore. *Thèse Paris*, 1909.

MOUTIER. — De l'ulcère chronique spontané chez le chien à estomac isolé. *Archiv. Mal. Appareil digestif*, février 1910.

OETTINGER. — Hypersécrétion gastrique à jeun, ulcère et ulcérations de l'estomac : rapports étiologiques. *Archiv. Mal. Appareil digestif*, octobre 1910.

OETTINGER. — De l'ulcère de l'estomac consécutif aux traumatismes externes. *Archives Mal. App. digestif*, février 1909, et *Revue Clinique Médico-Chirurgicale*, 1er novembre 1911.

H. PATER. — La syphilis gastrique, *Thèse Paris* 1907.

H. PATER. — Le sous-nitrate de bismuth en thérapeutique gastrique. *Bulletin de Thérapeutique*, 23 septembre 1910.

PAPADOPOULOS. — Résultats éloignés de la gastro-entérostomie. *Arch. Mal. Appareil digestif*, mars 1910.

REIG PASTOR. — Parotidites compliquant l'ulcère de l'estomac. *Medicina Valenciania*, 1911.

PAVIOT. — Des dilatations de l'estomac par lésions du péritoine ou de la paroi de l'organe. *Semaine Médicale*, 15 juin 1910.

PAYR. — Excision et résection dans l'ulcère de l'estomac. *Zentralblatt fur Chirurgie*, n° 31.

PAYR. — Pathogénie, anatomie pathologique et opération radicale de l'ulcère rond de l'estomac. *Arch. fur klin. Chir.*, 1911.

RAMON LUIS Y. YAGUE. — Les indications du traitement chirurgical de l'ulcère de l'estomac. Institut Rubio, Madrid, 1911. et *Arch. Mal. Appareil digestif*, mai 1911.

Martin E. Rehfuss. — The experimental production of acute toxic ulcer of the stomach. *Univers. of Pennsylv. Medical Bulletin*, juin 1909.

Riva et Samarani. — La digestion du lait naturel et du lait fermenté acide dans l'estomac des adultes. *Archives des Mal. de l'App. digestif*, 1911, nos 9 et 10.

Van Rooijen. — Ulcère peptique du jéjunum après la gastro-entérostomie. *Archiv. f. klin. Chir.* 1909.

Jean-Charles Roux. — Maladies de l'estomac. Masson, Paris 1907.

L. Salignat. — Digestion stomacale des féculents chez les hyperchlorhydriques. *Presse Médicale*, nos 25 et 26. 1910.

Schalij (de Rotterdam). — De l'absence de mucus dans l'estomac. *Archives Mal. app. digestif*, février 1909.

Schick. — La cure d'atropine dans les ulcères de l'estomac. *Wien. klin. Woch.*, 25 août 1910.

Schuller. — Recherches cliniques et expérimentales sur la fonction de l'estomac après gastro-entérostomie et résection du pylore. *Mitteilungen aus den Grenz. der Med. und Chir.*, 1911.

Sigaud. — Traité clinique de la digestion et du régime alimentaire, d'après les données de l'exploration externe du tube digestif. Paris, 1908.

Souligoux. — Perforation d'un ulcère de l'estomac. *Soc. de Chirurgie*, mars 1909.

Edmond Spriggs. — A propos du traitement de l'ulcère gastrique par l'alimentation immédiate. *British Med. Journal*, 3 avril 1909.

Steinthal. — Trait. opératoire de la perforation de l'ulcère de l'estomac. *Beiträge Z. klin. Chir.* 1909.

Surmont et Dubus. — Recherches expérimentales sur le mode d'action du sous-nitrate de bismuth dans les affections de l'estomac. *Archiv. Mal. Appar. digestif*, décembre 1908.

Surmont et Dubus. — Note sur l'action myxogène de quelques sels de bismuth, au niveau de l'estomac. *Archiv. des Mal. Appareil digestif*, septembre 1909.

A. Thompson. — Diagnostic et traitement de l'ulcère chronique de l'estomac et du duodénum. *British Méd. Journal*, 13 mars 1909.

Louis Tixier. — Les ulcères gastriques expérimentaux, leurs processus de réparation spontanée et par greffes. Paris, 1908.

Urrutia. — Fistule jéjuno-colique par ulcération peptique du jéjunum consécutive à une gastro-entérostomie. *Archiv. Mal. App. digestif*, janvier 1912.

Vulliet. — Les indications opératoires en pathologie gastrique et les pseudo-névroses stomacales. *Semaine Médicale*, 28 septembre 1911.

C. Zironi. — Etude expérimentale sur la pathogénie de l'ulcère rond de l'estomac. *Arch. für klin. Chir.* 1910.

Paris. — Typ. A. Davy, 52, rue Madame. — *Téléphone 704.19.*

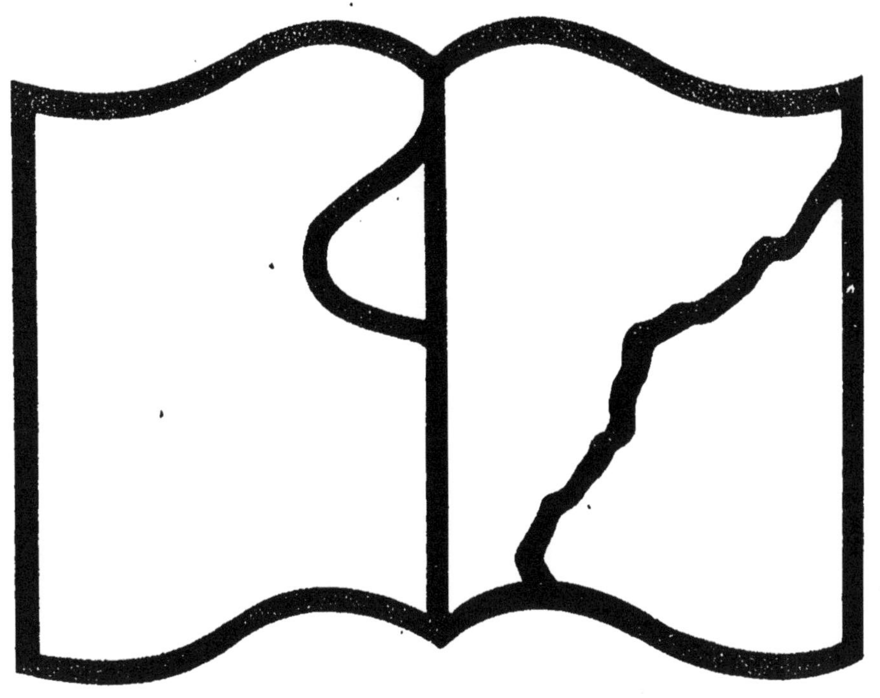

Texte détérioré — reliure défectueuse

NF Z 43-120-11

www.ingramcontent.com/pod-product-compliance
Ingram Content Group UK Ltd.
Pitfield, Milton Keynes, MK11 3LW, UK
UKHW021127230726
13926UKWH00002B/650